TABLEAU

DES

MÉDICAMENTS

INCOMPATIBLES

et des

CONTRE-POISONS

PAR

F. SAUVAN,

…acien—Chimiste de 1re Classe ; Lauréat (Médaille d'Or) et
…embre de mérite de l'Institut de Valence (Espagne) ; Lauréat
…Médaille-d'Argent) et Membre-Correspondant de la Société
…Médecine du Nord ; Lauréat (Médaille d'Or) de la Société
…la Pharmacie Centrale de Paris ; Membre—Correspondant
…Collége des Pharmaciens de Barcelonne (Espagne) ; Directeur
…la Pharmacie Centrale d'Agen, etc.

AGEN,

IMPRIMERIE DE J.-B. BARRIÈRE.

1858.

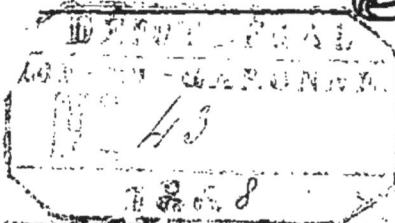

TABLEAU

DES

MÉDICAMENTS

INCOMPATIBLES

et des

CONTRE-POISONS

PAR

F. SAUVAN,

Pharmacien—Chimiste de 1re Classe ; Lauréat (Médaille d'Or) et
Membre de mérite de l'Institut de Valence (Espagne) ; Lauréat
(Médaille d'Argent) et Membre-Correspondant de la Société
de Médecine du Nord ; Lauréat (Médaille d'Or) de la Société
de la Pharmacie Centrale de Paris ; Membre—Correspondant
du Collége des Pharmaciens de Barcelonne (Espagne) ; Directeur
de la Pharmacie Centrale d'Agen, etc.

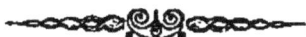

AGEN,

IMPRIMERIE DE J.-B. BARRIÈRE,

RUE GRANDE-HORLOGE, 2.

1858.

SPÉCIALITÉS SAUVAN

Dans la Pharmacie Centrale

D'AGEN.

Pâte pectorale mucilagineuse et Sirop aux Escargots ;

Chocolat purgatif, (4 pastilles purgent parfaitement une grande personne);

Tisane sèche de Salsepareille, régénérateur du sang ;

Sirop et Pommade anti-Dartreux de Montpellier;

Solution anti-Laiteuse du professeur Delmas :

Vrai moyen de prévenir et de combattre sûrement les désordres du lait;

Savonule chloroformique, approuvée comme le plus puissant calmant de toutes les Douleurs ;

Injection antirrheïque, au tannate de zinc, du professeur Alquié;

Bols antirrheïques, du même ;

Pastilles fébrifuges au Quinium ;

Gelée de Lichen et d'huile de Morue.

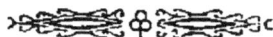

TRAVAUX DU MÊME AUTEUR.

—

Mémoire sur la Pâte d'Escargots, 1840 ;

Mémoire sur les Poudres extractives de Salsepareille et de Quinquina, 1841 ;

Mémoire sur l'Éclairage par l'Alcool, et de l'Alcool dénaturé par l'Éther non rectifié, adressé à la Société d'Agriculture de Montpellier et à M. le Préfet de l'Hérault, 1842;

Mémoire sur l'Acide carbonique, et de son action sur l'économie animale, lu au Cercle Pharmaceutique de Montpellier ;

Tableau des Médicaments incompatibles et des Contre-Poisons, 1852 ;

Mémoire sur les extraits pharmaceutiques, (*idem*);

Observations sur l'Iodure de Potassium. (Clinique de Montpellier);

Note sur la Pommade de Vératrine, (*idem*);

De la Graisse rance sur la Vératrine. (Journal de la Société de Médecine pratique);

De l'Acétate de Vératrine, (*idem*);

Décomposition du Cyanure de Potassium par son association avec la Digitale en poudre. (Journal de la Société Pharmaceutique de Montpellier);

Sirop de Sorbes, (*idem*);

De la falsification et de la pulvérisation du Safran. (Revue thérapeut. de Montpellier);

Sur le Tartrate ferrico-potassique, (*idem*);

Sur les Loochs blancs, (*idem*);

Sur les Mucilages, (*idem*);

Sur l'art de formuler les Pilules, (*idem*);

Réponse à M. Garnier sur l'art de formuler les Pilules, (Annales Cliniques);

Note sur la Pommade de Janin, (*idem*);

Histoire du Kino ou Gambier de la Chine, (*idem*):

De l'Acide tartrique retiré des résidus de la crème de tartre, (*idem*);

Nouvelle méthode d'administrer les graines de Ciguë. (Annales Cliniques);

Liniment phosphoré, (*idem*);

Lavement au baume de Copahu, (*idem*);

Réponse à M. Guilliermond sur l'emploi des Graines de Ciguë. (Annales Cliniques);

Du Tannate de Zinc, (*idem*);

Du Sulfo–Tannate de Zinc, (*idem*);

Injections du Sulfo et du Tannate de Zinc, (*idem*);

Bandelettes agglutinatives avec l'emplâtre fondant du professeur Rey, (*idem*);

Sur le vinaigre cantharidé, (*idem*);

Nouveau mode d'administrer l'Iodure de Potassium, (*idem*);

Nouveau mode d'administrer le Muriate d'or et de soude, (*idem*);

Nouveau mode d'administrer l'Huile de foie de Morue, (*idem*);

Sur les préparations pharmaceutiques de la Digitale, (*idem*);

Compte-rendu du Mémoire de MM. Hommole et Quevenne sur la Digitaline, (*idem*);

Sur les Pilules de Blaud, (*idem*);

Pommade au Tannate de Zinc contre les Gerçures du sein des femmes nourrices, (*idem*);

Looch de sous-nitrate de Bismuth contre la Cholérine des Enfants, (*idem*);

Remarques sur le nouveau mode d'administrer les graines de Ciguë, (*idem*);

Poudre Ostéïque. (Annales Cliniques);

Gelée de Lichen et d'huile de Foie de Morue, (*idem*);

Emplâtre au proto-iodure de fer, (*idem*);

Du neuf-vieux en pharmacie, 1er, 2me et 3me article, (*idem*);

Sirop iodé d'écorces d'Oranges amères, (*id*).

Rechercher, au moyen de l'analyse chimique, quelle est la partie des plantes narcotico-acres, Jusquiame, Belladonne. Stramonium, Ciguë, Aconit, Tabac, qui contient à poids égal, abstraction faite de l'eau de végétation, la plus grande quantité de l'Alcaloïde auquel chacune d'elles doit ses propriétés médicales caractéristiques ;

Déterminer l'époque à laquelle ces parties atteignent leur maximum de richesse ;

Si la dessication apporte quelques modifications dans la composition, et, par suite, dans la propriété de la plante fraîche ;

Quelle est la préparation Pharmaceutique qui contient et conserve, dans le plus grand état d'intégrité et en plus grande quantité dans le moindre volume, les principes actifs du végétal ;

(Ces questions furent mises au concours de 1853 par la Société Centrale de Médecine du Nord. Notre travail fut le seul couronné d'une médaille d'argent avec le titre de membre-correspondant.

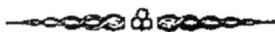

TABLEAU

DES

Médicaments Incompatibles

ET DES CONTRE-POISONS.

A Madame

ET

A Monsieur Taille,

Acceptez la 2me édition de mon Tableau des Médicaments incompatibles, comme témoignage de mon estime et de ma vive affection.

F. SAUVAN.

Agen. — Novembre, 1858.

Nous croyons être agréable au public médical en lui offrant une 2me édition de notre *Tableau des Médicaments incompatibles et des Contre-Poisons*. Il est en effet toujours utile d'éviter aux Médecins des recherches longues et difficiles, surtout dans les Empoisonnements, où le moment souvent décide de la vie. Nous pensons avoir atteint notre but en donnant, sous un petit format, un travail qui indique les Mé-

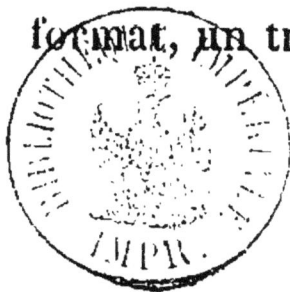

II

dicaments les plus usités en Médecine,
les doses pour les Adultes et qui doivent être administrées dans les vingt-
quatre heures, les substances qui, par
leur association, changent de nature
et perdent leurs propriétés ; et par un
asterisque (*) nous fesons connaître
les produits qui peuvent devenir les
contre-poisons des toxiques les plus
actifs.

Le Pharmacien, jaloux de conserver
aux Médicaments toutes leurs propriétés, doit avoir une idée exacte des réactions chimiques. Alors, il observera
mieux, dans les mélanges qui lui sont
prescrits, les réactions qu'ils peuvent
éprouver et les changements qu'ils
peuvent subir. Mais la science est vaste
et la mémoire la plus heureuse ne

pourrait y suffire. Notre Tableau, nous en avons la conviction, pourra lui être d'un très-grand secours. Aujourd'hui, la Médecine *Hippiatrique* marche l'égale de la Médecine humaine, et les combinaisons pharmaceutiques destinées aux animaux doivent être observées avec attention. Le Médecin-Vétérinaire lira aussi, avec fruit, l'œuvre que nous soumettons à l'appréciation de toutes les intelligences médicales.

F. SAUVAN.

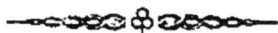

TABLEAU

DES

Médicaments Incompatibles

ET DES CONTRE-POISONS.

❦

Noms des Substances	incompatibles avec
ACÉTATE DE PLOMB, sel de Saturne, et sous-acétate de plomb, intérieur, de 1 à 10 cent.	Les alcalis et leurs carbonates, l'eau de chaux, les acides sulfurique et hydrochlorique, les sels neutres, les hydrosulfates, les sulfures, les savons, l'alun, le borax, les infusions végétales astringentes, l'absinthe, les substances albumineuses, le lait, les sulfates de fer, de zinc, de cuivre, de magnésie (*), de soude (*).

* Les Contre-Poisons sont désignés par un astérisque (*); les doses que nous indiquons sont pour les adultes et doivent être administrées dans les 24 heures.

Noms des Substances	incompatibles avec
ACÉTATE D'AMMONIAQUE, esprit de Mindérérus, intérieur, de 1 gr. à 100 gr. dans 1 litre d'eau ou tisane.	Les acides, les sels métalliques, les carbonates alcalins, l'alun.
ACÉTATE DE POTASSE, terre foliée de tartre, intérieur, de 15 à 50 gr.	Les acides minéraux, les fruits acides.
ACÉTATE DE SOUDE, terre foliée minérale, intérieur de 5 à 20 gr.	Les acides minéraux, les fruits acides, la plupart des sels.
ACIDE ARSÉNIEUX, arsénites et arséniates, intérieur, de 3 mill. à 1 c. pilules,	L'hydrate de fer, l'oxide de fer, l'hydro-sulfate de potasse, l'eau de chaux, les infusions et décoctions de quinquina, la magnésie calcinée (*), le sesqui-oxide de fer (*).

Noms des Substances	incompatibles avec
ACIDE BORIQUE, sel sédatif de Homberg , intérieur 50 cent. à 2 gr. par kil. d'eau.	Les acides, la potasse, les sulfates et muriates de chaux et de magnésie.
ACIDE CHLORHYDRIQUE ou muriatique, intérieur, 1 sur 3 d'eau, 2 à 30 gr. par kil. d'eau, limonade.	Les alcalis , les sels d'argent, de mercure, les oxides métalliques , les sels des acides végétaux.
ACIDE CITRIQUE, de 2 à 4 gr. par kil. d'eau, limonade. Suc DE CITRON, de 30 à 100 gr. par kil. d'eau, tisane, limonade.	Les acides sulfurique, nitrique, tartrique, oxalique , les acétates de plomb , de cuivre , les carbonates terreux et alcalins, l'eau de chaux, le chlorure de baryum, le mercure.
ACIDE PHOSPHORIQUE, de 1 à 5 g. en potion , pilules.	Les alcalis, les carbonates, le borax, les tartatres alcalins. le succinate d'ammoniaque, l'acétate de mercure.

Noms des Substances	incompatibles avec
ACIDE ACÉTIQUE, vinaigre, intérieur, de 15 à 30 gr. 1 kil. d'eau.	Le tartrate de potasse, de soude et d'ammoniaque, l'alcali volatil, les oxides métalliques, le calomel.
ACIDES MINÉRAUX.	La magnésie (*), le carbonate de potasse (*), l'eau de savon (*).
ACIDE CYANHYDRIQUE, prussique, l'essence d'amandes amères, l'eau de laurier-cerise, l'acide cyanhydrique médicinal de 30 cent. à 1 gr. en potion, julep.	L'ammoniaque liquide étendu (*) l'eau chlorée (*), les acides minéraux, les sels de fer, de mercure, les sulfures, le calomel avec lequel il se forme un poison.
ANGUSTURE, infusion de 15 à 30 gr. par kil. d'eau.	Le tannin et les corps qui en renferment, les acides concentrés, la potasse, le sulfate de fer, de cuivre, le sublimé.

Noms des Substances	incompatibles avec
AMMONIAQUE LIQUIDE, alcali volatil, intérieur 30 à 50 cent., potion. 1 à 2 gr. par kil. d'eau.	Les acides, les sels métalliques, les carbonates alcalins, l'alun, l'eau vinaigrée (*).
AZOTATE d'ARGENT, nitrate d'argent, intérieur. de 3 mill. à 60 cent. progressivement	Les alcalis fixes, les acides hydrochlorique, sulfurique, tartrique, les savons, l'arsenic, les hydrosulfates, les hydrochlorates, les infusions végétales astringentes, les amandes amères, la solution de sel de cuisine (*).
AZOTATE DE POTASSE, nitrate de potasse, sel de nitre, de 50 cent. à 2 gr.	L'acide sulfurique, l'alun, les sulfates de magnésie, de fer, de zinc, de cuivre.
BORAX, borate de soude, 25 cent. à 1 gr. potion, de 2 à 10 g. pour 100 gr. d'eau, garg.	Les acides, la potasse, les sulfates et muriates de chaux et de magnésie.

Noms des Substances.	incompatibles avec
CACHOU OU TERRE DE JAPON. 4 à 10 gr. par kil. d'eau	Les alcalis, les sels métalliques et surtout ceux de fer, la gélatine.
CAMOMILLE (fleurs) 5 à 15 gr. par k. d'eau.	La solution de gélatine, l'infusion de quinquina, le sulfate de fer, le nitrate d'argent, les sels de plomb, le sublimé.
CARBONATE DE POTASSE (sous), 30 cent. à 4 gr. potion, solution. POTASSE CAUSTIQUE CARBONATE DE SOUDE ET SOUDE CAUSTIQUE, bi-carbonate de soude et bi-carbonate de potasse.	Les acides, l'eau de chaux, les sulfates de magnésie, de cuivre, de zinc, de fer, l'alun, les hydrochlorates d'ammoniaque, de fer, de mercure, le nitrate d'argent, l'émétique, l'acétate de cuivre, l'arsenic, l'eau vinaigrée (*).

Noms des Substances	incompatibles avec
CASCARILLE, infusion de 5 à 15 gr, par kil. d'eau.	L'eau de chaux, les infusions de noix de galle, de quinquina, les sulfates de fer, de zinc.
CASSE, infusion de 60 à 120 gr. par kil. d'eau.	L'alcool.
CHÊNE (écorce), décoction de 10 à 30 gr. par kil. d'eau.	La décoction de noix de galle.
CHLORE LIQUIDE, de 10 à 60 gr. en potion.	Le nitrate d'argent, la gélatine, l'acide hydrocyanique, les amandes amères, l'eau albumineuse.
CHLORURE D'OR ET DE SOUDE ET CHLORURE D'OR, 2 à 5 mill. en pilules, solution et frictions sur la langue.	Les sucs végétaux acides, gommeux, sucrés ; les alcalis, les proto-sulfate de fer. Gorger le malade de boissons mucilagineuses (*).

Noms des Substances	incompatibles avec
CHLORURE DE MERCURE (deuto), sublimé corrosif, de 3 m. à 2 cent. pilules et potion.	Les alcalis, les carbonates et sulfures alcalins, le savon, le tartre stibié, le fer, le cuivre, le plomb, le mercure métallique, le nitrate d'argent, le gluten, les huiles volatiles, les infusions et décoctions astringentes, l'angusture, les amandes amères. Sa dissolution se décompose par la seule action des rayons solaires ; les corps combustibles, le sucre, le miel, le pain le décomposent lentement ; l'albumine (*).
CHLORURE DE MERCURE (proto), calomel, 25 à 50 centigr. pilules.	Les alcalis, l'eau de chaux, les sulfures de potasse et d'antimoine, le fer, le cuivre, l'acide hydrocyanique et les substances qui en contiennent (on le dit poison violent dans ces derniers cas) ; amandes amères, eau de laurier-cerise.

Noms des Substances	incompatibles avec
CHLORURE DE SODIUM, sel de cuisine, de 4 à 10 g. dans 100 gram. d'eau.	Les sels d'argent, les acides minéraux.
CHLORATE D'AMMONIAQUE, (hydro), sel ammoniac, de 30 cent. à 8 gr. pilules et potion.	Les oxides de la seconde classe, les sels de plomb, d'argent, les acides nitrique, sulfurique, la potasse, la soude et leurs carbonates, la chaux.
¨IGÜE (feuilles), de 20 à 30 gr. par kil. d'eau.	Les acides, après les vomitifs, l'eau vinaigrée (*).
COCHLÉARIA, infus. de 20 à 60 g. par kilo d'eau.	Les carbonates alcalins, le sublimé, le nitrate d'argent, l'infusion de quinquina et de noix de galle.

Noms des Substances	incompatibles avec
Consoude, décoction de 15 à 30 g. par kil. d'eau.	Le fer, ses préparations et ses composés.
Cyanure de potassium, de 1 à 30 c. progressivement potion, pilules.	Tous les acides, la plupart des sels métalliques, la digitale en poudre, l'eau chlorée (*), l'ammoniaque étendue (*).
Digitale pourpré^e infusion de 1 à 4 g. par kil. d'eau; poudre de 5 c. à 1 gr.	Le sulfate de fer, l'acétate de plomb, l'infusion de quinquina, le cyanure de potassium, après les vomitifs, l'eau vinaigrée (*).
Emétine, 1 à 5 c. pillules.	L'acide gallique, l'acide nitrique, l'infusion de noix de galle (*), de quinquina (*).
Fer, 25 c. à 4 gr. progressivement pilules, bols.	Le deuto et protochlorure de mercure.

Noms des Substances	incompatibles avec
GAÏAC, décoction de 30 à 120 gr. pour 500 g. d'eau	Les acides minéraux.
HOUBLON, infusion de 15 à 60 g. par kil. d'eau.	Les sels de fer.
IODE, 3 à 10 c. pilules.	L'émétique, les alcalis végétaux, légère décoction d'amidon (*), lavement amidonné (*).
IODURE DE POTASSIUM, de 5 c. à 5 gr. et même 10 gr. solution, pilules, capsules.	Les sels de plomb, légère décoction d'amidon (*), lavement amidonné (*).
IPÉCACUANHA, poudre de 50 c. à 2 gr. qu'on administre en 2 ou 3 fois.	Les acides végétaux, les infusions astringentes.

Noms des Substances	incompatibles avec
KERMÈS MINÉRAL ET SOUFRE DORÉ D'ANTIMOINE, 30 à 50 c. comme émétiqne; de 5 à 20 c. comme stimulant.	Tous les acides.
KINO, décoction de 4 à 10 g. par kil. d'eau.	Les sels de fer, les acides minéraux, l'émétique, la gélatine.
LAURIER-CERISE de 30 à 100 g. d'eau distillée.	Le calomel qui, en rapport avec l'eau de laurier-cerise, produit un poison. L'ammoniaque étendue (*), l'eau chlorée (*)
LIERRE TERRESTRE 10 à 20 g. par k. d'eau bouillante.	Les sels de fer, d'argent.
MÉLISSE, infusion de 5 à 10 gr. par kil. d'eau.	Le sulfate de fer, le nitrate d'argent, l'acétate de plomb.

Noms des Substances	incompatibles avec
Menthe, infusion de 5 à 10 gr. par kil. d'eau.	Les mêmes que la mélisse.
Morphine et ses sels de 1 à 10 c., pilules et potion.	Les alcalis fixes, les acides concentrés, les oxides métalliques, le sublimé, le nitrate d'argent, les infusions et teintures contenant le tannin (*), le vinaigre et les acides végétaux (*), l'infusion et décoction de café (*), la décoction de noix de galle et de quinquina (*).
Musc, 25 cent. à 4 gr. pilules.	Le deuto-chlorure de mercure, le sulfate de fer, le nitrate d'argent, l'infusion de quinquina.
Noix de galle, infusion et décoction de 4 à 15 g. par kil. d'eau.	Les carbonates alcalins, l'eau de chaux, les sulfates de fer et de zinc, l'acétate de plomb, le sublimé, la gélatine, l'alun, l'émétique.

III

Noms des Substances	incompatibles avec
OR, poudre, de 2 à 25 c. en friction sur la langue.	Le proto-sulfate de fer.
OPIUM, ses sels et ses préparations, de 1 à 10 cent.	L'ammoniaque, les carbonates de soude et de potasse, le sublimé, le nitrate d'argent, l'acétate de plomb, les sels de cuivre, de fer, de zinc ; l'infusion de noix de galle (*), de café (*), le vinaigre et acides végétaux (*).
ORANGER, feuilles, fleurs, écorce, infusion de 5 à 15 g. par k. d'eau	Le sulfate de fer, l'infusion de quinquina jaune, l'eau de chaux, l'émétique.
OXIDE DE ZINC, de 30 cent. à 2 gr. progressivement pilules et potion.	Les acides, les sels, la belladone.

Noms des Substances	incompatibles avec
PHOSPHORE, de 1 à 5 cent. dissous dans une huile grasse.	L'eau qui le précipite de ses dissolutions éthérées et alcooliques; abondantes boissons contenant la magnésie en suspension (*).
QUASSIA AMARA, infusion de 5 à 15 gr. par kil. d'eau	Le nitrate d'argent, l'acétate de plomb.
QUINQUINA, infusion de 10 à 30 gr. par kil. d'eau poudre de 30 c. à 2 gr. comme tonique.	Les acides concentrés, les alcalis, les sels de fer, le sulfate de zinc, le nitrate d'argent, l'alun, le sublimé, l'émétique, les infusions amères et astringentes (camomille, cachou, colombo, rhubarbe).
QUININE et ses sels, de 50 c. à 2 gr. pilules, potion.	Les alcalis, les oxalates, les tartrates, les infusions de noix de galle et astringentes.

Noms des Substances	incompatibles avec
RATANHIA, infusion de 15 à 30 g. par kil. d'eau.	Les sels de fer, la gélatine, les acides minéraux, le raifort.
RAIFORT SAUVAGE, infusion de 15 à 30 g. par k. d'eau	Les carbonates alcalins, le sublimé, le nitrate d'argent, les infusions amères et astringentes.
RHUBARBE, 30 à 60 cent. comme tonique, de 4 à 20 gr. par kil. d'eau comme purgatif.	Les acides forts, l'eau de chaux, les sulfates de fer, de zinc, le nitrate d'argent, le deuto-chlorure de mercure, l'émétique, les infusions astringentes.
ROSES, infusion de 8 à 15 gr. par k. d'eau.	Les sels de fer, de zinc, la gélatine, l'eau de chaux.
SALSEPAREILLE décoction de 30 à 120 gr. par kil. d'eau.	L'infusion de noix de galle, l'eau de chaux, l'acétate de plomb, le nitrate de mercure.

Noms des Substances	incompatibles avec
Saule (écorce), décoction de 30 à 60 gr. par kil. d'eau.	La gélatine, les sels de fer, les carbonates de potasse et d'ammoniaque, l'eau de chaux.
Sureau (fleurs), infusion de 5 à 15 gr. par k. d'eau.	Le sublimé, l'acétate de plomb.
Sulfate de cuivre (vitriol bleu), de 5 à 20 c. dans 200 gram. d'eau comme émétique	Les alcalis et leurs carbonates, les sulfures, les savons, le borax, les sels de plomb, l'acétate de fer, les infusions et teintures astringentes, l'angusture, l'albumine (*), et de tous les sels de cuivre solubles.
Sulfate de magnésie, de 10 à 60 g. comme purgatif.	Les hydrochlorates de baryte, de chaux et d'ammoniaque, les carbonates de potasse et de soude.

Noms des Substances	incompatibles avec
SULFATE DE POTASSE (sel de Duobus), 15 à 60 gr. purgatif.	Les sels de baryte et de plomb.
SULFATE DE SOUDE (sel de Glober), 30 à 60 gr. purgatif.	Les mêmes que le sulfate de potasse.
SULFATE DE ZINC (vitriol blanc), de 50 cent. à 1 gr. émétique; de 50 c. à 1 gr. dans 200 gr. d'eau; injection.	Les alcalis, les carbonates alcalins, les sels de plomb, de baryte, le tannin, le lait (*), les mucilages, les hydrosulfates, l'absinthe.
SULFURE DE POTASSIUM (foie de soufre), 30 cent. à 1 gr. pilules, sirop, 60 à 200 gr. par bain.	Les acides, les sels acides.

Noms des Substances	incompatibles avec
TANNIN (acide tannique), de 2 à 5 cent. stomachique, de 50 c. à 2 gr. astringent.	L'albumine, la gélatine, les bouillons, le petit-lait, les émulsions, les carbonates alcalins, les sels métalliques, surtout ceux de fer et d'antimoine. Le tannin (*) est un excellent contre-poison de la morphine, des autres alcaloïdes végétaнx et de leurs sels.
TARTRATE ACIDE ou acidule de POTASSE (ou crême de tartre), de 8 à 15 gr. par 500 gr. d'eau tempérante, de 20 à 30 g. purgatif.	Les sels de chaux, de plomb, les acides concentrés.
TARTRATE DE POTASSE ET DE FER, de 50 cent. à 2 g. pilules et en dissolution.	Les acides forts, l'eau de chaux, l'acide hydrochlorique et les hydrochlorates, les infusions végétales astringentes.

Noms des Substances	incompatibles avec
Tartrate d'anti-moine et de po-tasse, émétique de 5 à 15 cent. vomitif.	Les acides concentrés, les oxides métalliques de la deuxième classe et leurs carbonates, les savons, l'acide gallique, les substances amères et astringentes, la rhubarbe et l'iode, le quinquina (*), forte décoction de noix de galle (*).
Tamarin et pulpe, comme purgatif de 60 à 100 gr. par kil. d'eau.	Les sels à base de potasse, les carbonates alcalins, l'eau de chaux, l'émétique.
Thé, infusion théiforme de 1 à 10 gr. par kil. d'eau	Les sels de fer, la gélatine, l'eau de chaux.
Tormentille de 15 à 60 gr. par kil. d'eau.	Le sulfate de magnésie, la gélatine, les alcalis, les sels métalliques, surtout ceux de fer.

Noms des Substances	incompatibles avec
VALÉRIANATE DE QUININE, mêmes doses que le sulfate de quinine.	Avec presque tous les acides.

SUPPLÉMENT AUX CONTRE-POISONS.

De la scille, de l'œnanthe, de l'aconit, l'ellébore, du varaire, de la vératrine, du colchique, de la belladone, du datura, du tabac, de la digitale, des diverses espèces de ciguë, du laurier-rose, du mouron des champs. de l'aristoloche, de la rue, du tanguin.	Après avoir expulsé ces matières par le haut ou par le bas au moyen des vomitifs et des émé-to-cathartiques, on fera usage des boissons acidulées, et principalement de l'eau vinaigrée, par petites doses souvent renouvelées (*).

Noms des Substances.	incompatibles avec
De la trychnine, de de la brucine, de la noix vomique, de la fève de saint Ignace, de l'upas tieuté, de la fausse angusture, le camphre, la coque du Levant et la picrotoxine.	Après les vomissements, l'eau éthérée, l'essence de térébenthine, l'eau chlorée; le tannin, 2 gr. par litre d'eau, le charbon (?), l'insufflation prolongée de l'air dans les poumons pendant 2 ou 3 heures (*).
Champignons vénéneux.	L'éther, le sel commun, l'eau vinaignée, l'ammoniaque, le tannin : tous ces moyens ne doivent être administrés qu'après l'expulsion des champignons, en employant les vomitifs et les éméto-cathartiques.
Seigle ergoté.	L'eau vinaigrée, le jus de citron exprimé dans de l'eau.

MÉLANGE

*A administrer pour les cas d'Empoison-
nement dans lesquels on n'a pu déterminer la nature des Poisons :*

Magnésie calcinée.....
Charbon pulvérisé....,
Sexqui-oxide de fer
  hydraté (ou safran
  de Mars apéritif)....
} àà P. E. dans eau
commune s. q.

Cette formule présente, avec toutes
les garanties de l'innocuité, des chan-
ces d'autant plus grandes d'efficacité
qu'elle renferme, quoique très-sim-
ples, des antidotes qui s'appliquent à
plusieurs des Poisons les plus actifs
en même temps que les plus communs.

*(Bulletin de Thérapeutique de Paris
Juin, 1853.)*

Ce mélange ayant été inséré dans le *Bulletin de Thérapeutique*, et reproduit presque par tous les journaux de Médecine et de Pharmacie, sans indications d'origine ni noms d'auteur, nous devons dire que cette formule appartient à notre collaborateur, M. Frédéric Sauvan, pharmacien, à Montpellier, qui l'a publiée dans son *Tableau des Médicaments incompatibles et des Contre-Poisons*, et qui fut ensuite insérée dans la *Revue Thérapeutique du Midi*, 1851.

(Note du professeur Alquié, *rédacteur des Annales Cliniques de Montpellier.)*

AVANTAGE DES PRÉPARATIONS AVEC LES ESCARGOTS

Dans le traitement des Maladies chroniques des Poumons.

« Les ouvrages de thérapeutique, d'ailleurs si riches par le nombre des remèdes propres à toutes les maladies, négligent cependant un ordre de moyens précieux et gnorés de la plupart des médecins. La pratique populaire est bien des fois la source d'utiles découvertes pour la guérison des affections les plus rebelles. Toutefois, comment découvrir dans chaque pays les ressources connues du peuple et transmises d'âge en âge par l'usage intime de la famille ? Nous avons vu maintes fois des praticiens judicieux et consommés ne pas négliger certains remèdes ayant cette origine. Nous pourrions, à ce sujet, fournir bien des preuves. Qu'il nous suffise d'appeler l'attention de nos lecteurs sur un moyen éprouvé et très-répandu dans tout le Midi de la France. pour le traitement des Catarrhes, Toux chroniques et de la plupart des Maladies de poitrine invétérées et rebelles. Nous voulons parler des préparations pectorales avec l'Escargot ou *Hélice vigneronne.* »

Le professeur Beaumes et le célèbre doc-

teur Chrestien, à Montpellier, avaient cons-
taté les heureux effets de l'emploi des Escargots crus contre les affections les plus graves
des poumons; mais le mode d'administration
de ce remède répugnait à la plupart des per-
sonnes, et dès-lors rendaient à peu près inu-
tiles les propriétés de ces mollusques. Un
habile pharmacien-chimiste de Montpellier,
M. Frédéric *Sauvan*, a eu l'heureuse idée de
répandre l'usage si avantageux de l'Hélice
vigneronne, en préparant, avec ce précieux
mollusque, une *Pâte pectorale* et un *Sirop*, dont la popularité immense dans nos
départements méridionaux s'accroît avec les
résultats si favorables de leur emploi.

Extrayant la partie mucilagineuse, et, par
une ébullition en vase clos, conservant le
principe animalisé de ces mollusques, M.
Sauvan donne à sa Pâte une nouvelle puis-
sance pectorale, en y ajoutant le mucilage
des dattes, des figues, des raisins, des juju-
bes, du lichen, et rejetant la pulpe de toutes
les parties de difficile digestion. Les nom-
breux témoignages rassemblés en faveur
d'une pareille préparation médicamenteuse,
nous font désirer d'en voir l'usage aussi ré-
pandu dans nos villes humides et froides,
qu'il l'est dans nos départements du Midi.

*(Extrait de la Gazette des H´   x;
journal de médecine*

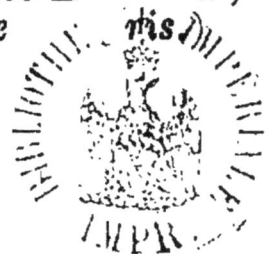

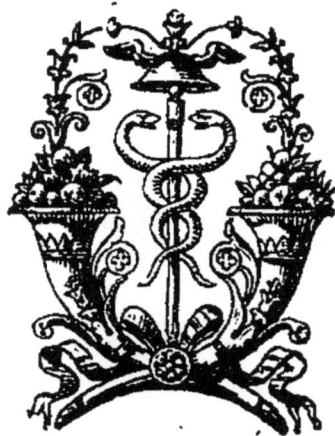

www.ingramcontent.com/pod-product-compliance
Lightning Source LLC
Chambersburg PA
CBHW071411200326
41520CB00014B/3390